AF610706

Ln 27 10192

ÉLOGE

DE

JEAN JANIN.

ÉLOGE

DE

JEAN JANIN

DE

COMBE-BLANCHE,

Maître en Chirurgie, Membre du Collége royal de Chirurgie de Paris, de celui de Lyon, et de plusieurs Sociétés savantes;

DÉDIÉ A SON FILS,

JEAN-ANTOINE-MICHEL-DIEUDONNÉ JANIN DE COMBE-BLANCHE,

Par JACQUES-PIERRE POINTE,

Docteur en Médecine de la Faculté de Paris, Médecin titulaire de l'Hôtel-Dieu de Lyon, Professeur-suppléant de Clinique interne à l'Ecole secondaire de la même ville, Membre correspondant de la Société royale de Médecine de Marseille, etc.

LYON,

THÉODORE PITRAT, IMPRIMEUR DE M.GR LE DAUPHIN,

RUE DU PÉRAT, N° 28.

2 MAI 1825.

A

AUX MÂNES

DE

JEAN-ANTOINE-MICHEL-DIEUDONNÉ JANIN DE COMBE-BLANCHE,

DÉCÉDÉ A LYON, LE 25 AVRIL 1825.

ÉLOGE

DE

JEAN JANIN.

JEAN JANIN nacquit à Carcassonne le 12 juin 1731 ; son père, qui occupait un rang distingué dans le commerce, le plaça au collége de cette ville, où son caractère observateur et réfléchi le fit bientôt remarquer au milieu d'une jeunesse légère et enjouée : les succès qu'il obtint à cette époque, préparèrent la haute réputation qu'il devait un jour se faire dans le monde ; sorti jeune encore des bancs de l'école, et avant d'avoir terminé ce que l'on appelle les études, Janin sut plus tard, et sans maître, approfondir les diverses sciences qu'on avait négligé de lui enseigner ; il ne dut par conséquent le perfectionnement de cette première instruction, base importante de toutes les connaissances qu'il devait acquérir, qu'à son amour pour le travail, et à la facilité de son esprit ; au reste, l'étude des auteurs n'était pour lui qu'une ressource accesssoire ; Janin pouvait tout trouver dans son propre fonds ; aussi verrons-nous dans le cours de sa vie qu'il s'abstint le plus souvent de puiser dans celui d'autrui.

Né au sein d'une famille laborieuse, il dut bientôt choisir un état, et la médecine devint l'objet de tous ses travaux. Ce fut à l'hôpital de Carcassonne qu'il reçut les premiers élémens de cette science. Bouquier, médecin en chef de cet hospice, que notre jeune adepte choisit pour maître, et qui devint bientôt son ami, lui fit sentir le besoin d'aller chercher de l'instruction à une source plus riche; il lui désigna l'université de Montpellier. Ce fut dans cette antique métropole de la médecine qu'il trouva des professeurs à la fois profonds et éloquens, et dont la célébrité, en lui montrant le but où il pouvait parvenir, enflamma son génie naissant. On le vit donc se livrer au travail avec plus d'ardeur qu'il n'avait fait jusqu'alors, s'appliquer sans relâche à l'étude de l'anatomie, et bientôt, riche des fruits de son travail et des leçons qu'il avait reçues, il alla s'établir à Calmette près de Nîmes. Quelques cures remarquables lui causèrent une joie qui lui avait été inconnue jusqu'alors. Malheur à celui qui, comme lui, n'a pas senti bondir son cœur la première fois qu'il a arraché une victime à la mort, ou rendu la lumière au malheureux qui se croyait pour toujours plongé dans les ténèbres ! un autre eût borné là son ambition, et, content du bien qu'il eût fait dans l'obscurité et des bénédictions d'une population peu nombreuse, il eût coulé des jours heureux au sein de la paix et de la reconnaissance ; mais ces premiers succès ne suffisaient ni à son cœur ambitieux de gloire, ni à son imagination ardente ; il se rendit donc à Avignon pour y reprendre le cours de ses études, car il sentait qu'une réputation, qui ne serait pas fondée sur une instruction profonde, ne pourrait avoir qu'une durée éphémère. A cette époque seulement il commença à s'occuper d'une manière spéciale des maladies des yeux : deux circonstances se réunirent pour le déterminer à diriger particulièrement ses recherches sur cette partie intéressante de l'art : la nécessité de limiter le cercle des connaissances qu'il devait acquérir, pour devenir plus profond, et le besoin de remédier à une infirmité dont il était lui-même la victime.

Il se livraît encore à un travail assidu sur l'organisation de l'œil et sur ses maladies ; il se pénétrait l'esprit des meilleurs ouvrages écrits sur ces matières, tels que ceux d'Antoine, Maître-Jean, Wollouse, Guilleman, Anel, Pallucci, Boerhaave, Brisson, etc., que déjà sa réputation attirait à lui un grand nombre de consultans. Ce sont deux écueils également redoutables dans la carrière médicale que de s'adonner trop tôt à la pratique de l'art, et de faire imprimer ses œuvres avant de les avoir longtems méditées ; ce dernier surtout est celui où vient souvent échouer une jeunesse trop avide de renommée : Janin ne put l'éviter ; il publia en 1759 un opuscule sur les maladies des yeux, et cette production prématurée ne mériterait point d'être citée, si elle n'eût été l'annonce d'un ouvrage plus important.

Quand on débute dans la pratique avec des connaissances mûries par la réflexion, on doit compter ses premiers pas par autant de succès : ceux de Janin furent rapides et nombreux. *Cott*, sous-maître du chœur du chapitre des barons de Saint-Just de Lyon, vint à Avignon pour se faire opérer de la cataracte; l'opération fut pratiquée avec habileté, et le dixième jour ce Religieux put célébrer la sainte messe. Plus tard Janin se rendit lui-même à Lyon ; des personnages marquans le consultèrent. Appelé à l'Hôtel-Dieu, il opéra un grand nombre de malades, et le succès couronna presque toutes ses opérations. Flatté de l'accueil qu'il recevait dans cette ville, il résolut de s'y fixer ; mais avant de mettre ce projet à exécution, il fit un voyage à Paris, y vit opérer les grands maîtres, et revint à Lyon en 1767. Son goût pour l'agriculture, qu'il cultivait avec passion, et où il introduisit dans la suite plusieurs améliorations utiles (1), et surtout le besoin de se mettre à l'abri du tumulte d'une grande ville, pour se livrer aux études du cabinet, le déterminèrent à choisir le faubourg de la Guillotière pour résidence ; et son habitation, que sa veuve et son fils occupent encore aujourd'hui, devint bientôt l'une des plus belles de ce canton. Très-instruit dans la partie de l'art qu'il voulait pratiquer, doué à un haut degré de ce qu'on appelle le savoir-faire, il ne pouvait que réussir sur ce nouveau théâtre ; l'on ne parla bientôt que des cures remarquables opérées par Janin, et bientôt aussi les *Observations* qu'il publia servirent à le faire con-

(1) Ce fut lui, par exemple, qui le premier employa le plâtre comme engrais dans le canton de la Guillotière.

naître des savans. Mais avant de pousser plus loin l'examen de ses ouvrages, observons que l'on doit distinguer ceux qui contiennent ses découvertes ou ses observations, de ceux qu'il écrivit sur des sujets étrangers à l'art de guérir. Les premiers fixeront surtout mon attention, et formeront la partie essentielle de mon travail; les seconds ne seront indiqués que pour faire voir avec quelle facilité l'esprit de Janin savait se plier à traiter toute espèce de sujet.

En 1767, Janin publia un second ouvrage ayant pour titre : *Observations sur plusieurs maladies des yeux*. Quoique très-peu étendu, ce recueil renfermait l'histoire de quelques fistules lacrymales et de plusieurs cataractes, enfin une observation sur des ulcères rongeans aux deux yeux. Toutes ces maladies étaient graves et compliquées; quelques-unes avaient même été jugées incurables; mais l'auteur, à l'aide des nouveaux moyens qu'il avait su se créer, combattit avec succès celles même qui paraissaient le moins susceptibles de guérison. Ces observations prouvèrent que Janin avait des connaissances positives en anatomie, et qu'il était au courant de tout ce que l'on savait sur les phénomènes qui se passent dans les corps organisés : quelques points de physiologie, qui étaient alors un sujet de discussion entre les savans, y étaient même traités de manière à faire voir qu'il avait approfondi cette science, et que, s'il en eût fait le sujet unique de ses méditations, il eût contribué peut-être aux progrès qu'elle ne devait pas tarder de faire. Enfin, les guérisons qu'il annonçait dataient déjà de quelques années. Si la production dont nous venons de parler, quoique peu volumineuse, contient assez de faits pour faire naître ces réflexions, c'est qu'elle se fait remarquer par sa concision ; qu'elle n'offre aucune observation de peu d'importance, et que l'auteur a su passer légèrement sur les questions frivoles, et n'insister que sur les points essentiels. Que d'ouvrages volumineux deviendraient aussi minces, s'ils étaient écrits dans un pareil esprit ! L'on ne sera donc point surpris d'apprendre que l'auteur reçut des éloges des plus célèbres chirurgiens de son tems, parmi lesquels je citerai Jean-Louis Petit; que son ouvrage fut lu avec intérêt dans le sein de l'Académie des Sciences, Belles-Lettres et Arts de Dijon, et lui valut le diplôme d'associé-correspondant de cette Société savante.

En 1772, il fit imprimer ses *Mémoires et Observations anatomiques, physiologiques et phy-*

siques sur l'œil et sur les maladies qui affectent cet organe, avec un Précis des opérations et des remèdes qu'on doit pratiquer pour les guérir. Cet ouvrage, le plus important qui soit sorti de sa plume, se compose, ainsi que le titre l'indique, plutôt d'observations sur les maladies des yeux et d'expériences sur l'organe visuel, que d'un traité élémentaire sur ces matières, traité qui eût été d'une exécution plus facile, mais d'une utilité moins grande. Janin s'était pénétré des doctrines des maîtres de l'art ; il avait lu et médité leurs écrits, et surtout avait observé et réfléchi. Il consigna, dans le livre dont nous parlons, les fruits de son savoir et de son expérience. Cet ouvrage avait le mérite d'être essentiellement pratique : il fut bientôt traduit en plusieurs langues, et porta dans l'Etranger la réputation de son auteur.

Le premier de ces Mémoires contient une description abrégée de l'œil et de ses dépendances, ainsi qu'une indication très-succincte des maladies qui peuvent l'affecter. Dans la suite de l'ouvrage, et à l'occasion de chacune des maladies qui s'y trouvent décrites, Janin revient sur la structure anatomique des parties, et les décrit avec exactitude. Il était bien pénétré de cette vérité, qu'on ne bâtit rien de solide dans l'art de guérir, si l'on n'établit ses systèmes sur des connaissances exactes en anatomie ; aussi ne se contenta-t-il pas d'une étude superficielle de cette science : il en approfondit plusieurs points, en éclaircit quelques-uns, et fixa l'opinion encore incertaine sur un grand nombre d'autres. Quelques organes lui parurent mériter de faire le sujet de dissertations particulières : de là, deux Mémoires ; l'un, sur les Voies lacrymales, est divisé en deux parties :

La première, sous le titre de *Voies lacrymales productrices*, renferme la description des organes destinés à la sécrétion des larmes, ainsi que des expériences qui prouvent, mieux qu'on ne l'avait fait jusqu'alors, la communication des cellules de la membrane hyaloïde ; la configuration et l'isolement des diverses parties du corps vitré qu'elle renferme ; la sécrétion d'un liquide, qui contribue avec les larmes à lubrifier la conjonctive ; et la simple contiguité de la cornée et de l'iris avec divers organes voisins.

La seconde comprend ce qu'il appelle les *Voies lacrymales absorbantes*, et offre la description du trajet des larmes depuis la surface du globe oculaire jusque dans les fosses nasales. Ici se trouve une comparaison plus ingénieuse que juste des Voies lacrymales absorbantes avec une machine hydraulique, avec une pompe foulante et aspirante : cette partie de l'ouvrage offre, sur la structure et le mécanisme des conduits qui portent les larmes de l'œil dans le nez, des observations qui étaient neuves et intéressantes. En décrivant ces organes, l'auteur parle des différentes causes qui en dérangent l'harmonie, et détermine quelles sont les fonctions secondaires du fluide lacrymal. Il termine par une théorie exacte et heureusement amenée de plusieurs maladies des Voies lacrymales.

L'autre Mémoire roule sur la cristalloïde ou capsule du cristallin. On y remarque surtout des expériences qui prouvent que cette membrane est la seule et unique enveloppe du cristallin; qu'elle n'est point continue avec les tuniques du corps vitré, comme on l'avait cru ; ni avec la rétine, comme l'avaient soutenu Ferrein et Henkel. L'auteur expose ensuite les causes qui font perdre à la cristalloïde sa transparence naturelle, et établit ce que l'on doit entendre par maturité de la cataracte. De ces explications découlent naturellement l'exposition des divers moyens capables de prévenir ces maladies, et des préceptes utiles dans la pratique des opérations. Viennent ensuite des observations destinées à servir de preuves à ces différens faits :

ce sont des histoires de cataractes ossifiées, noires, liquides, purulentes, héréditaires, secondaires, laiteuses et branlantes; deux de ces observations surtout sont remarquables; elles sont relatives à des malades atteints de cataractes guéries par des chutes. L'un d'eux était un enfant de 14 ans, cataracté depuis sa naissance, dont l'indocilité avait seule retardé l'opération, et qui guérit subitement à la suite d'une chute qu'il fit du haut d'un arbre très-élevé, sur lequel il était monté pour prendre un nid d'oiseaux. L'on trouve dans ce chapitre des détails intéressans sur la nature et le mode de terminaison des cataractes branlantes.

Janin termine ce second Mémoire par des recherches sur la cause de l'opacité de la cristalloïde. Il en reconnaît de deux espèces: d'internes, telles que la dépravation de l'humeur de Morgagni, ou l'engorgement des vaisseaux de cette enveloppe; et d'externes, telles que les coups reçus sur le globe de l'œil, ou une incision trop peu étendue lorsqu'on opère de la cataracte.

Les deux Mémoires dont nous venons de parler sont précédés d'un discours préliminaire qui a pour objet la nécessité de l'observation, et dans lequel on trouve également un exposé sommaire des découvertes qui ont été faites, depuis un siècle, sur la véritable structure des différentes parties de l'œil ; un résumé des opinions diverses des philosophes sur le mécanisme de la vision ; enfin, le sentiment de l'auteur sur ce sujet. C'est dans cette partie de son ouvrage qu'il a mis hors de doute, par des expériences nombreuses, appuyées de raisonnemens solides, cette vérité généralement reconnue aujourd'hui, qu'un objet vu des deux yeux, et qui nous paraît unique, est vu précisément où il est, c'est-à-dire dans le plan de l'*horopter* et au point de concours des axes optiques.

Le reste de l'ouvrage contient treize dissertations et un recueil de recettes. Dans ces dissertations sont traitées tour-à-tour les maladies les plus importantes qui peuvent atteindre l'organe de la vision ; chacune d'elles se compose d'un certain nombre d'observations aussi remarquables par la rareté des cas dont elles sont l'objet que par les discussions intéressantes que l'auteur a su y rattacher. Quelques détails préliminaires sur l'imperforation de l'iris ; douze observations, dont une surtout remarquable par la coexistence de ce vice de conformation avec l'ossification du cristallin ; le traitement de cette affection, le plus souvent par l'incision, quelquefois par l'excision ; des préceptes précieux pour cette opération que Cheselden avait conçue et que Janin modifia : telles sont les matières qui font le sujet de cette première dissertation.

La seconde a pour objet l'histoire de la cataracte; à l'époque où Janin écrivait, les opinions étaient encore partagées sur les causes, la nature et le traitement de cette maladie, et nous pouvons dire, à sa gloire, qu'il contribua beaucoup, par ses laborieuses recherches, à faire justice des erreurs qui régnaient alors, et à mettre hors de doute plusieurs vérités importantes. Dans cette dissertation l'auteur revient sur des sujets déjà traités en partie dans l'un des précédens Mémoires. Il s'attache particulièrement à faire connaître chaque espèce d'altération dont la cristalloïde est susceptible, à montrer que son opacité peut être partielle ou totale, enfin à bien distinguer les cataractes qui résultent de l'opacité de la membrane cristalline, de celle de l'humeur de Morgagni, ou du corps même du cristallin. Ainsi que plusieurs autres, il ne mérita point le reproche d'avoir établi des distinctions futiles, car à chacune d'elles se rattachent, ainsi qu'il le fait remarquer, des modifications dans le traitement, et surtout dans les manœuvres opératoires; l'auteur rapporte de plus dans cette partie de son ouvrage l'histoire d'un grand nombre d'aveugles de naissance qu'il opéra : l'un de ces malades fut le sujet d'expériences physiques propres à éclairer le développement et la marche de nos perceptions ; enfin, c'est dans ce Mémoire que l'auteur rappelle les opérations qu'il pratiqua à l'Hôtel-Dieu de cette ville, en 1767, en présence du chirurgien principal de la maison et d'un nombreux concours d'élèves ; c'est aussi dans le même chapitre qu'il parle des heureux effets des saignées locales pour combattre l'ophtalmie, qui vient trop souvent compliquer l'opération de la cataracte.

Le troisième Mémoire porte le titre suivant : *Observations et Dissertations sur les fistules lacrymales, simples et compliquées, où l'on déduit les différentes causes de la rétention des larmes, de l'hydropisie du sac lacrymal, et de l'altération que produit le passage de la chassie dans le réservoir des larmes ; enfin sur les fistules qui affectent les paupières, et sur les tumeurs du grand angle, qui ne sont pas formées par l'extension du sac lacrymal.* Cette dissertation renferme des notions intéressantes sur le diagnostic des maladies des Voies lacrymales. Aucun ouvrage, à l'époque où Janin écrivait, n'avait encore offert une description aussi exacte de ces affections. Ce Mémoire se fait aussi remarquer par un assez grand nombre d'observations, dans quelques-unes desquelles brille cette facilité incroyable avec laquelle Janin savait se créer des ressources dans les cas de pratique les plus compliqués et les plus graves ; observations dont le tems ne pourra altérer le mérite, et que les praticiens liront par conséquent toujours avec fruit. Les sections suivantes traitent de maladies qui, quoique très-graves, sont cependant loin de jouer un rôle aussi important dans un cadre nosographique : tels sont le *chemosis*, inflammation intense que Janin combattait avec succès en coupant avec des ciseaux courbes l'excédent de la conjonctive boursouflée ; les ulcères rongeans, simples ou compliqués, qui peuvent altérer le globe de l'œil ; le *ptosis*, ou renversement interne des paupières, compliqué de l'altération du globe de l'œil ; le renversement externe des paupières, causé par la dureté et la tuméfaction de leurs bords ; une observation sur un *prolapsus* congénial de la paupière supérieure ; le *staphilôme*, *l'hipopion*, le décollement de l'iris considérée comme contiguë et non comme continue à la choroïde ; quelques observations de goutte sereine avec mobilité de l'iris, état que Janin attribue à la seule paralysie du nerf optique, tandis que dans les cas les plus communs il y a paralysie à la fois et du nerf optique et des filets qui viennent du ganglion lenticulaire; enfin, l'histoire d'un homme dont la vue extraordinaire ne pouvait s'expliquer que par l'absence du cristallin. Janin indique, pour combattre la plupart des maladies que nous venons de mentionner, des moyens qui étaient nouveaux, et dont l'expérience lui avait déjà prouvé l'efficacité.

Ce volume est terminé par un recueil de remèdes dont quelques-uns sont prescrits encore aujourd'hui avec avantage, et ont été conservés dans les formulaires modernes; quelques autres, moins employés, mériteraient de l'être davantage.

Tels sont les différens Mémoires où Janin consigna les résultats les plus précieux de ses travaux, et ses plus beaux titres à l'estime de la postérité.

Cet ouvrage fut honorablement accueilli des savans : Van-Swieten disait y avoir beaucoup appris; Haller félicita l'auteur sur l'exactitude de ses recherches et sur la perfection qu'il avait mise dans le traitement des maladies des yeux et de leurs dépendances; enfin Scarpa lui-même, l'un des plus grands chirurgiens de notre siècle, celui auquel la science doit ses travaux les plus importans sur les maladies des yeux, écrivit à Janin une lettre qui dut être pour lui une flatteuse récompense des pénibles recherches auxquelles il s'était livré.

Janin avait d'abord exercé en vertu de son aggrégation au collége de chirurgie de Paris; en 1773 seulement il se fit recevoir à celui de Lyon. Le célèbre Pouteau en était alors prévôt; Janin fut un de ses successeurs dans ce poste honorable.

Malgré les occupations que lui donnait une clientelle nombreuse, il sut dans tous les tems réserver des momens à l'étude. Indépendamment des ouvrages que nous venons d'indiquer, Janin en publia plusieurs autres, moins étendus, il est vrai, mais remarquables en ce que tous avaient pour but l'intérêt public. Faire le bien était sa passion dominante.

En 1772, il fit paraître un opuscule intitulé : *Réflexions sur le triste sort des personnes qui, sous une apparence de mort, ont été enterrées vivantes; et sur les moyens qu'on doit mettre en usage pour prévenir une telle méprise.*

Ces réflexions n'étaient que l'abrégé d'un ouvrage plus étendu, qui est resté manuscrit.

Plus tard, il écrivit un Mémoire intéressant contre l'établissement d'un cimetière général au midi du faubourg de la Guillotière, près du château de la Mothe. Dans le même ouvrage, il indiquait la montagne de Loyasse comme bien plus convenable pour les inhumations. Le projet, qui avait été proposé par une commission d'hommes éclairés, fut abandonné, et le cimetière général est encore aujourd'hui dans le lieu qui fut désigné par Janin. Ce Mémoire contient des notions topographiques fort intéressantes sur les environs de Lyon.

Enfin, en 1782, il mit au jour une brochure qui avait pour titre : *L'Antiméphitique*, ou *Moyens de détruire les exhalaisons pernicieuses et mortelles des fosses d'aisance*, *l'odeur infecte des égoûts*, *celle des hôpitaux*, *des prisons*, *des vaisseaux de guerre*, etc.

Trompé par les résultats équivoques de quelques expériences, Janin crut avoir trouvé un moyen infaillible de désinfecter les fosses d'aisance et autres lieux insalubres ; et quand de nouvelles recherches mirent en évidence l'insuffisance de ses procédés, trop prévenu peut-être en faveur de ses propres idées, séduit par l'espérance flatteuse d'avoir fait une découverte utile à l'humanité, il n'eut pas le courage de renoncer franchement à son opinion. Il la soutint avec persévérance, malgré des expériences qui eurent un résultat funeste, et malgré le jugement des hommes illustres qui avaient été chargés de les suivre.

Si l'idée principale de Janin fut une erreur, ses travaux ne furent pas entièrement perdus pour la science; ils donnèrent l'éveil aux magistrats, attirèrent l'attention des savans sur un objet très-important pour la salubrité publique, et furent peut-être la cause première, ou du moins l'occasion des découvertes du célèbre Hallé.

Nous ne parlons pas de plusieurs autres productions, telles que Lettres, Mémoires, Ecrits polémiques, qui n'avaient d'autre intérêt que celui de la circonstance.

Janin a aussi laissé quelques manuscrits, entre autres un *Traité de la vision*, un *Mémoire sur le glaucôme*, et des *Méditations sur la génération*.

Il s'occupait à revoir ces ouvrages (1), lorsque la tourmente révolutionnaire vint l'arracher à ses études. Trop heureux encore de survivre à cette époque désastreuse, qui, parmi tant d'illustres

(1) De plus, Janin faisait chaque jour de nouvelles additions à son grand ouvrage, dont il préparait une 2.e édition que son fils se proposait de publier lui-même, si la mort ne l'en eût empêché.

victimes, enleva aux sciences et aux arts plus d'un homme de génie, destiné peut-être à en reculer les limites !

En 1787, le Roi, *voulant récompenser les talens de Janin*, lui avait délivré des titres de noblesse. Cette distinction flatteuse avait encore augmenté la considération que lui donnait une fortune noblement acquise, et la pratique de toutes les vertus domestiques et sociales L'intérêt qu'il prenait à la chose publique était d'ailleurs trop bien connu, pour qu'on ne pensât pas à lui dans les circonstances difficiles. Le 2 août 1789, quoique déjà avancé en âge, il fut nommé commandant-général de la garde nationale de la Guillotière. Cette nomination fut reconnue par les électeurs réunis de la ville et sénéchaussée de Lyon, et approuvée par le Roi. En 1790, il fut député à Paris par ses concitoyens, et s'opposa long-tems, dans l'intérêt de ses mandataires, à la réunion de la Guillotière à la ville de Lyon.........

Je termine ici cet écrit, dont la partie historique exigerait peut-être de plus longs développemens. Je l'avais commencé pour satisfaire au désir d'un fils, jaloux de faire revivre la gloire de son père : et voilà qu'au moment même où j'allais l'achever, une mort cruelle enlève ce fils, à la fleur de l'âge, et plonge sa famille dans la désolation.

Pour moi, qu'il comptait au nombre de ses amis, la promesse que j'ai pu différer d'accomplir, quand il vivait encore, devient maintenant un devoir sacré, devoir qu'il me tarde de remplir envers les mânes d'un ami. Je livre donc cet ouvrage au public, tout imparfait qu'il est.

Mais il est des choses qui font trop d'honneur à Janin pour qu'il nous soit permis de les passer sous silence. On sait « qu'il fut (1) comblé des marques d'estime d'un grand nombre » de souverains ; qu'en Italie, le grand duc de » Modène, auquel il rendit la vue, le nomma » son médecin ; qu'en Allemagne, l'Impératrice » Marie-Thérèse lui fit don de riches pierreries » et de son portrait ; que le Monarque de la » France le décora du cordon de l'Ordre de » St.-Michel. »

Rappellerons-nous, après cela, qu'il eut des relations avec les hommes les plus distingués de son siècle; qu'il était en correspondance avec le comte de Vergennes et le grand Frédéric, avec Voltaire, Buffon, Vicq-d'Azyr et Cabanis ; que

---

(2) Discours prononcé par M. Delandine, sur le tombeau de Janin.

le vertueux Thomas vécut avec lui dans l'intimité ; que, témoin des soins heureux prodigués par Janin à son ami Ducis, il publia une Épître à sa louange, faisant ainsi servir, par une délicatesse aussi noble qu'ingénieuse, le talent du poète à la gloire de celui qui venait de rendre aux Muses un de leurs plus chers favoris?

FIN.

www.ingramcontent.com/pod-product-compliance
Ingram Content Group UK Ltd.
Pitfield, Milton Keynes, MK11 3LW, UK
UKHW020408250726
13967UKWH00006B/2541